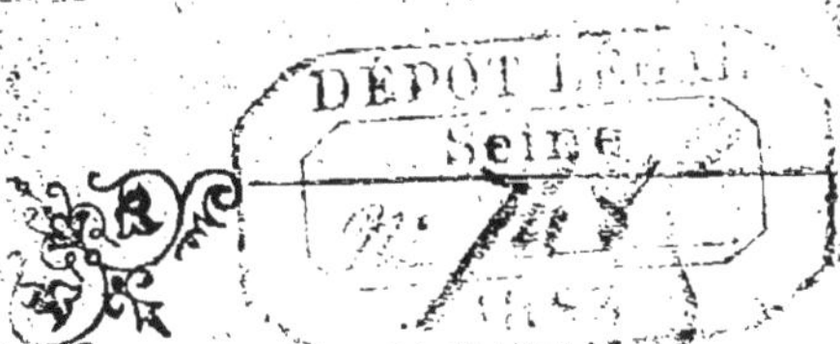

NOUVEAU

SYSTÈME MÉDICAL

PAR LE

DOCTEUR TONY MOILIN

Ancien interne des hôpitaux et hospices civils de Paris

PRIX : 2 FRANCS

PARIS

CHEZ L'AUTEUR, BOULEVART RICHARD LENOIR, 24

1863

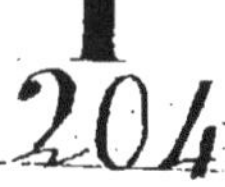

Envoi contre 2 fr. 40 en timbres-poste ou en mandat

PARIS — TYPOGRAPHIE GAITTET
Rue Gît-le-Cœur, 7

NOUVEAU

SYSTÈME MÉDICAL

PAR LE

DOCTEUR TONY MOILIN

Ancien interne des hôpitaux et hospices civils de Paris

PRIX : 2 FRANCS

PARIS

CHEZ L'AUTEUR, BOULEVART RICHARD LENOIR, 24

—

1863

Envoi contre 2 fr. 40 en timbres-poste ou en mandat

NOUVEAU

SYSTÈME MÉDICAL.

CHAPITRE PREMIER.

—

DE LA MALADIE.

Vivre, c'est vieillir. C'est passer de l'état de germe à l'état de cadavre. C'est mourir un peu chaque jour. La vie est un héritage, un capital. En naissant chacun reçoit sa part qu'il dépense plus ou moins vite. Quand tout est dissipé, on meurt.

Ne confondez pas la vie et la force. La vie est au maximum à la naissance. Elle diminue à mesure qu'on avance en âge. La force suit une autre marche. Elle croît pendant la jeunesse. Elle est stationnaire chez l'homme fait, enfin elle décline chez le vieillard. Du reste, indépendance parfaite entre la vie et la force. Souvent un homme très-fort est très-faible, c'est-à-dire très-peu vivace. Souvent aussi des sujets débiles sont très-robustes, c'est-à-dire doués d'une grande vitalité.

La vie, a-t-on dit, est un capital. C'est l'argent qu'on a. La force, elle, c'est l'argent qu'on dépense, l'argent qu'on n'a plus. L'enfant si vivace mais si faible, c'est l'avare possesseur d'un trésor et vivant comme un misérable. L'adulte est dans tout l'éclat de la force, mais déjà chez lui la vie baisse. C'est un prodigue. Son apparence fastueuse cache une pauvreté commençante. Encore quelques années, il aura tout dissipé. Quant au vieillard, triste caricature de l'enfant, sa misère est réelle, profonde, sans ressource; c'est un homme ruiné.

Le corps humain, mosaïque d'organes : l'œil, l'oreille, le cerveau, le cœur, le poumon, la langue, l'intestin, les vaisseaux, les nerfs, les muscles, les tendons, les glandes, les os, etc., toutes pièces rapportées, jointées, ajustées.

Chaque organe pris à part fait comme le corps lui-même. Il vieillit avec les années. Il a sa jeunesse, sa maturité, sa décrépitude, sa mort. C'est un fruit d'abord vert, puis mûr, puis se pourrissant.

Tous les organes vivent-ils avec la même vitesse ; tous, sans exception, vieillissent-ils avec la même rapidité ; on se porte bien. Si tous ont juste le même degré de jeunesse, on est jeune et en bonne santé. Si tous sont également vieux, on est un vieillard bien portant.

Les divers organes ont-ils vieilli d'un pas inégal, les uns sont-ils décrépits, les autres conservent-ils les attributs de la jeunesse : la santé disparaît. Elle fait place à un nouvel état : la maladie.

A un moment de la vie je suppose l'œil plus vieux que le cœur, que le poumon, que tous les autres organes. On aura une maladie de l'œil. Par contre, si le cœur était plus vieilli que le reste du corps, on aurait une affection du cœur ; si le poumon, une maladie de poitrine ; si le cerveau, une maladie du cerveau. La partie malade est toujours la plus vieillie, la plus usée, la plus faible.

Le corps humain ressemble à une tapisserie ; les différents organes, aux points de cette tapisserie ; les tissus des organes, aux laines des points. Ces laines se ternissent-elles toutes en même temps, la tapisserie passe ; mais flétrie, elle reste harmonieuse. Elle possède encore une certaine beauté. C'est l'image du vieillard bien portant.

La même tapisserie a-t-elle été mal soignée ; quelques couleurs sont-elles fanées, les autres conservant leur fraîcheur ; certaines parties sont-elles rongées aux vers, le reste semblant sortir de chez l'ouvrier : le spectacle de ces disparates jure, il fait mal aux yeux. Quelque belle qu'elle ait été, votre tapisserie devient laide ; elle donne l'idée d'un désordre, d'une dégradation, d'une ruine, et cela d'autant plus qu'elle a mieux conservé le reste de sa primitive splendeur : image de la maladie.

Les organes du corps humain ressemblent encore à des musiciens exécutant chacun leur partie, et formant par leur ensemble un grand concert, la vie. Si tous nos musiciens s'éloignent en même temps comme dans un régiment en marche, ils gardent l'accord. Par la distance les airs sont mutilés, mis en lambeaux. Ils perdent leur chant, ils perdent leur accompagnement, mais ils restent justes. Tout ce qui pénètre dans l'oreille la flatte encore. Cet affaiblissement progressif d'un concert s'éloignant, c'est l'homme qui vieillit sans être jamais malade. Par contre, si les exécutants rompent leurs rangs, s'ils s'écartent les uns des autres, tout accord cesse. Au lieu d'un concert, c'est une cacophonie épouvantable; voilà la maladie.

Malgré leur diversité extrême toutes les maladies se ressemblent. Ce ne sont que vieillesses prématurées se localisant dans certains organes.

La paralysie des mouvements, la faiblesse des jointures, le tremblement des membres, etc., vieillesse anticipée intéressant les nerfs des muscles ou les muscles eux-mêmes.

La paralysie du sentiment, la perte de la vue, la surdité, etc., vieillesse frappant avant l'âge les organes des sens.

L'inflammation, l'engorgement, la congestion, etc., vieillesse prématurée des vaisseaux qui se relâchent et se remplissent de sang.

Les hémorrhagies, autre vieillesse des vaisseaux qui s'amincissent et se rompent en laissant sortir leur contenu.

Les gangrènes, les ulcérations, les caries : mieux encore. Ici ce n'est plus la simple vieillesse arrivant plus vite que de coutume. C'est la mort elle-même s'attaquant à la vie. C'est la putréfaction cadavérique sortie du tombeau et venant avant l'heure mettre la main sur les vivants.

Au déclin de l'existence ces vieillesses des divers organes ne choquent personne. Ce sont les nécessités de la condition humaine. Surviennent-elles au contraire chez des enfants, des adultes ou des vieillards encore verts, elles étonnent. L'organe prématurément vieilli fait tache sur le reste du corps. Il rompt l'équilibre de la santé. De là, désordre. De là, maladie.

Abattez un pan de mur dans une vieille ruine, vous ne l'endommagez pas. Souvent même vous la rendez plus pittoresque. Faites la même chose dans une maison habitée ; quel désastre !

CHAPITRE II.

DE LA GUÉRISON.

La santé est la vieillesse simultanée de tous les organes. La maladie est la vieillesse frappant certaines parties du corps et respectant les autres. Guérir les maladies, c'est les faire disparaître ; c'est les remplacer par la santé. Pour cela deux méthodes, non-seulement différentes, mais opposées :

Vieillir les organes restés trop jeunes ;

Rajeunir les organes vieillis prématurément.

En effet, se porter bien, c'est avoir partout le même degré de vieillesse. Qu'on amène cette égalité en vieillissant tout ce qui est trop jeune, ou bien en rajeunissant tout ce qui est trop vieux, qu'importe! même résultat final. Par l'une ou l'autre méthode, bonne guérison. Une seule différence : dans un cas on est guéri et vieilli ; dans l'autre on est guéri et rajeuni.

Quand un troupeau de moutons chemine éparpillé sur la route, pour le berger et les chiens deux manières de le rassembler. Accélérer les moutons retardataires; ralentir le pas des moutons placés en avant. Dans les deux cas le troupeau se reforme rapidement. Mais il a avancé avec la première méthode, il a reculé avec la seconde.

Les organes du corps humain ressemblent à ces moutons. Marchant sur le grand chemin de la vie vers un but commun, la mort, ils sont dispersés par la maladie. Sous cette influence les uns vieillissent plus vite ; ils prennent la tête, ils se rapprochent du tombeau. Les autres, au contraire, parcourent la carrière d'un pas plus lent ; ils conservent mieux leur jeunesse ; ils restent à la queue.

Le médecin avec ses médicaments est comparable au berger dirigeant ses chiens. Pour rétablir l'équilibre de la santé, il peut indifféremment vieillir tout organe trop jeune, rajeunir tout organe trop vieux; il peut pousser son malade vers la mort ou l'en éloigner. Vieilli dans un cas, rajeuni dans l'autre, le sujet est toujours guéri.

Pour arrêter une fuite de gaz, deux procédés :

Faire une tranchée; chercher le point par où le gaz s'échappe, puis réparer le tuyau endommagé; ou bien fermer le robinet du gazomètre. Grâce à cette fermeture, le gaz circule dans ses conduites avec moins de force. Il cesse de sortir par la fissure, ou, s'il s'échappe encore, c'est en quantité plus faible.

De même, dans une inflammation, deux traitements à choisir :

Avec l'un on agit directement sur les vaisseaux malades; on les rajeunit; on leur rend leur état primitif. C'est réparer les tuyaux du gaz.

Avec l'autre on ne fait rien aux vaisseaux eux-mêmes; mais tout se borne à ralentir la circulation du sang dans les organes enflammés. C'est tourner le robinet du gazomètre.

Dans un naufrage, quand l'eau monte dans la cale, quand le navire s'enfonce dans la mer, quand on va sombrer, deux partis à prendre : Rechercher les voies d'eau, les aveugler avec des tampons; ou bien alléger le vaisseau en jetant à la mer la cargaison, la mâture, les canons, les vivres et même, s'il le faut, les passagers.

De même pour les maladies. On peut les combattre en guérissant les désordres des organes : c'est réparer les avaries du navire. Mais on peut les guérir aussi par la diète; par la saignée; c'est-à-dire en enlevant au corps les éléments mêmes de son existence : c'est jeter la cargaison à la mer pour alléger le vaisseau.

Une dernière comparaison :

Le corps humain ressemble à une balance; ses divers organes, aux plateaux de cette balance; la somme de vie possédée par chaque organe, aux poids déposés dans les plateaux. Quand tous les organes sont également vieillis; quand ils possèdent chacun juste la même dose de vie, ils forment par leur ensemble un équilibre parfait. La balance qu'ils représentent est de niveau. Image de la santé.

Les divers organes contiennent-ils des quantités de vie différentes; les uns sont-ils prématurément vieillis; les autres ont-ils conservé leur jeunesse; la balance du corps n'est plus équilibrée, ses plateaux inégalement chargés trébuchent. L'un remonte; l'autre descend. Image de la maladie.

Quand une balance n'est pas en équilibre, pour l'y remettre, deux moyens contraires : décharger le plateau le plus pesant; ajouter des poids dans le bassin le plus léger. De même dans la maladie. Pour rétablir l'équilibre de la santé deux méthodes opposées. Avec l'une, on vieillit les organes bien portants sans rajeunir les organes malades; on raccourcit la vie. C'est ôter des poids à la balance. Avec l'autre, on rajeunit les parties malades sans vieillir celles qui se portent bien; on prolonge l'existence. C'est mettre de nouveaux poids dans les bassins.

En résumé, deux manières opposées de guérir les maladies. De là, deux systèmes médicaux inconciliables. L'un vieillit le corps et allonge la vie. C'est l'ancien système médical, le seul connu jusqu'à présent. L'autre rajeunit les organes et allonge nos jours. C'est le nouveau système médical exposé un peu plus bas.

CHAPITRE III.

ANCIEN SYSTÈME MÉDICAL.

Il est employé chez toutes les nations, par tous les médecins, dans toutes les écoles. Un mal chasse l'autre, voilà son principe.

Dans ce système, nulle envie de guérir directement les organes endommagés; mais un seul désir : créer des maladies artificielles pour faire contrepoids aux naturelles; un seul traitement : donner des médicaments dangereux.

Dans ce système, pour être bienfaisant, le remède doit être malfaisant. Est-il inoffensif, il perd toute vertu. C'est un remède de bonne femme.

Du reste, entre la théorie et la pratique, accord parfait.

Dans la médecine actuelle, toutes les prescriptions

portent coup. Toutes attaquent la santé ; toutes diminuent la vitalité des tissus; toutes vieillissent les organes; toutes abrègent la vie. Comment s'en plaindre ? Ces propriétés fâcheuses font seules leur succès; innocentes, elles seraient impuissantes.

Entre les divers médecins, une seule différence : l'allopathe crée des maladies contraires à celles existantes. L'homéopathe les crée semblables. Maladies semblables, maladies contraires, c'est toujours des maladies qu'ils donnent à leurs malades. Sur ce point seul, allopathes et homéopathes se tendent la main. Malgré leur guerre ouverte, ils appartiennent à la même famille médicale ; ils reconnaissent la même autorité; ils procèdent du même principe. Deux frères ennemis.

Tous les médicaments altèrent la santé, attaquent la vie. Pas tous de même, cependant. Sous ce rapport, trois grandes classes : les *altérants*, les *débilitants*, les *excitants*.

Altérants :

Ils nuisent directement aux propriétés vitales des tissus. Ce sont tous des poisons dangereux. A quelques centigrammes, ils donnent des maladies; à quelques grammes, la mort. Avec eux, jamais assez de prudence, jamais trop de précautions. Les altérants sont nombreux.

Les principaux sont :

Le mercure, l'arsenic, l'émétique, le sulfate de cuivre, le sulfate de zinc, l'acétate de plomb, l'opium, la belladone, la jusquiame, le stramonium, le pavot, la ciguë, l'aconit, l'ergot de seigle, l'eau de laurier-cerise, l'acide prussique, la quinine, la strychnine, la vératrine, la digitale, le colchique, etc:

A petites doses, ces diverses substances ne sont jamais mortelles. Loin de là, elles rétablissent la santé; mais c'est en usant les sujets, c'est en accélérant l'heure de la mort.

Débilitants :

Comme les poisons, ils affaiblissent le corps; mais par un autre mécanisme. Les poisons attaquent directement la vie. Ils introduisent dans le sang des principes incompatibles avec l'existence. Ils agissent par addition. Les débilitants, eux, procèdent par soustraction : ils n'ajoutent rien au corps. Loin de là, ils lui enlèvent certains éléments nécessaires au jeu des organes.

Les principaux débilitants sont :

La saignée, les sangsues, les ventouses, la diète, les tisanes, les bains chauds, les bains de vapeur, les vomitifs, les purgatifs, les laxatifs, les sudorifiques, les diurétiques, les dépuratifs, les vésicatoires, les cautères, les sétons, les moxas, etc.

Moins nuisibles que les altérants, les débilitants, sont encore dangereux. Employés sans mesure, ils tuent rapidement. Prescrits avec modération, ils soulagent les malades ; ils les calment ; ils les guérissent. Mais c'est en affaiblissant, c'est en diminuant les chances de vie, c'est en abrégeant l'existence.

Excitants :

Les principaux sont :

Le fer, l'iode, l'iodure de potassium, le soufre, les eaux minérales en boissons ou en bains, l'huile de croton en friction, les sinapismes, les emplâtres, les papiers chimiques, l'électricité des machines électriques ou électro-magnétiques, l'éther, le chloroforme en potion, le camphre, la valériane, le musc, le castoreum, l'assa-fœtida, la térébenthine, les baumes du Pérou, de tolu, de copahu, le goudron, l'huile de cade, l'huile de morue, le tabac fumé, prisé ou chiqué, le cubèbe, le quinquina, le quassia amara et les autres amers, la menthe, la sauge et les autres labiées, la camomille, la salsepareille, les boissons alcooliques, les eaux spiritueuses, les liqueurs, le thé, le café, le chocolat, les épices, les aromates, etc.

Au premier abord, les excitants diffèrent tout à fait des altérants et des débilitants. Ils en paraissent même l'opposé. Loin de ralentir la circulation, ils l'accélèrent; loin d'abattre les forces, ils les développent; loin d'alanguir le système nerveux, ils le réveillent; loin de vieillir, ils rendent la jeunesse pour quelques heures ; loin d'abréger l'existence, ils donnent une vie nouvelle. Aussi, le roi des excitants, l'alcool, a-t-il reçu le nom significatif d'eau-de-vie.

Tous ces bienfaits des excitants, apparence, pure apparence. Aucun d'eux n'accroît la vie ; loin de là, tous la diminuent. En faisant dépenser les forces, ils les usent. A chaque excitation succède un abattement proportionné. Tout calcul fait, on est d'autant moins vivace, d'autant moins impressionnable qu'on s'excite davantage. Avis aux amateurs d'excitations.

La vie est comme un rouleau d'orgue tournant sur

lui-même et jouant des airs. Les excitants font marcher le rouleau plus vite. Ils accélèrent la mesure de la musique. Ils n'y ajoutent pas une seule note. Sous leur influence, la vie est jouée à grand orchestre. Elle est brillamment enlevée; mais c'est pour finir plus vite; c'est pour laisser plus tôt la place au silence du tombeau.

Les excitants ressemblent encore à des coups de fouet. Quand un cheval tombe épuisé, fouaillez-le vigoureusement; aussitôt, il se relève comme mû par un ressort. Il marche avec une nouvelle ardeur. Les coups lui ont-ils donné de la force? Bien simple qui le croirait. Loin de là, ils l'ont épuisé De même les excitants. Ils fouettent le sang; ils fouettent le système nerveux; mais ils les usent. Les forces qu'ils semblent donner aux malades, en réalité, ils les leur ôtent. Ce n'est pas la vie qu'ils apportent, c'est la mort. Usuriers ne prêtant que pour ruiner.

Les excitants ressemblent donc aux altérants et aux débilitants. Ils ne rajeunissent pas; ils vieillissent. Ils ne fortifient pas; ils affaiblissent. Ils n'allongent pas la vie; ils l'abrègent. C'est même là toute leur vertu, tout leur secret. S'ils ne nuisaient pas, ils ne guériraient pas.

Du reste, aucune différence essentielle entre les divers excitants. Ils sont plus ou moins énergiques, plus ou moins agréables. Voilà tout. Boire de l'éther ou du cognac ; prendre de la valériane ou de l'absinthe ; fumer du stramonium ou du tabac ; se purger ou se donner une indigestion : au fond, c'est tout un ; sauf le plaisir ou la répugnance. Tel méprise les ivrognes qui se grise tous les jours avec quelque médicament. Pourquoi tant de femmes dans les pharmacies ? C'est qu'on y vend le soulagement des douleurs, l'oubli de la vie, de ses peines, de ses infirmités : des cabarets honnêtes. Ne pas souffrir, grande loi de l'humanité. Chacun s'y conforme à sa façon, qui chez le droguiste, qui chez le débitant de tabac, qui chez le marchand de vin. Ne critiquons personne.

CHAPITRE IV.

PRÉPARATIONS ÉLECTRIQUES.

Le nouveau système médical est tout l'opposé de l'ancien. Il guérit sans faire prendre de médicaments, sans produire des maladies. Au lieu de vieillir le corps, il le rajeunit. Au lieu d'abréger l'existence, il la prolonge. Mais pour mieux exposer ce nouveau système, donnons d'abord des notions plus exactes sur la vie, sur la vieillesse, sur la maladie.

Le corps humain est comme le télégraphe. Le principe qui l'anime, c'est l'électricité. Cette électricité, circulant dans les organes, y produit tous les phénomènes vitaux, tous sans exception.

Aux nerfs elle donne le sentiment; aux muscles le mouvement; à tous les tissus la faculté de se nourrir et de croître. Elle est le moteur universel de la machine humaine. C'est comme la vapeur dans

2

une usine bien outillée. Elle met tout en mouvement, règle tout, veille à tout.

Avec la vieillesse, l'électricité vivifiant le corps perd sa force. Aussitôt les différents organes voient décliner leurs propriétés vitales. Ils sentent avec moins de délicatesse. Ils se meuvent avec moins de force. Ils se nourrissent avec moins d'énergie. Chaque jour la vie des tissus s'affaiblit de concert avec leur électricité. A la mort toutes deux disparaissent, du même coup, l'une emportant l'autre. Entre le cadavre frais et l'être vivant, une seule différence, le manque d'électricité.

Un mort, c'est un télégraphe au repos. Quand il vivait, c'était encore le même télégraphe, mais sillonné par l'électricité, mais fonctionnant, mais transmettant des dépêches.

La maladie, a-t-on dit, est la vieillesse frappant de préférence certains organes. C'est un affaiblissement partiel de notre électricité. Pour guérir une maladie, une chose bien simple : rendez artificiellement aux organes leur électricité perdue.

Tous les jours, quand on a froid, on se réchauffe à la flamme des foyers.

Etes-vous malade? faites de même. L'électricité qui vous manque, remplacez-la par de l'électricité ordinaire empruntée à la nature. C'est là le principe du nouveau système, son principe fondamental. Il est simple, logique, facile à comprendre. Le difficile, c'est de l'appliquer, c'est de choisir une électricité artificielle bien semblable à la naturelle.

Ainsi, dans les maladies, ne remplacez pas l'électricité vitale par celle des machines. Entre elles deux, même différence qu'entre l'électricité télégraphique et la foudre.

L'électricité du corps est beaucoup plus faible. Elle ne produit ni commotion, ni lumière, ni étincelle, ni décomposition chimique, ni aimantation. Cependant, malgré sa faiblesse, notre électricité est plus pénétrante que celle des machines. Elle traverse facilement les matières mauvaises conductrices, le sang, les muscles, les nerfs, etc. L'autre électricité, au contraire, ne se transmet bien qu'à travers les bons conducteurs, à travers les métaux.

Bref, pour employer le langage de la science, l'électricité humaine présente deux caractères : sa tension est très-forte ; son intensité est très-faible.

L'électricité des machines est juste tout l'opposé. Très-faible de tension, elle est très-intense. Au lieu d'entretenir la vie comme notre fluide, elle la contrarie. Elle fait jouer les organes, mais elle les fatigue; elle donne de l'activité aux tissus; mais elle les use. C'est un excitant, un excitant énergique. C'est à ce titre que les autres l'emploient; c'est à ce titre que je la proscris.

Tout autre mon électricité, celle qui fait le fond de mon système. Tout autres sa nature, son origine, ses propriétés. C'est une électricité nouvelle, une électricité inconnue des médecins, inconnue des malades, une électricité vierge. Pour la dégager, pas de piles, pas d'acides, pas d'aimants, pas de fils conducteurs, pas de plaques métalliques, pas de chaîne galvanique; mais des préparations électriques appliquées sur la peau en forme de peintures. Ces préparations ont pour base essentielle le collodion : du coton poudre dissous dans de l'éther. Aussitôt étendu sur la peau, l'éther s'évapore. Le fulmi-coton reste seul sur l'épiderme, formant une couche mince, brillante, transparente; un vernis.

Le collodion desséché est très-électrique ; c'est peut-être le plus électrisable des corps connus. Le soufre, l'ambre, la cire à cacheter, ne le sont pas davantage. Est-il appliqué sur la peau; à chaque frottement des habits, à chaque variation de température, il dégage de l'électricité. Cette électricité est toute pareille à la nôtre : très-faible, très-pénétrante.

Elle entre dans le corps (j'indiquerai plus loin son trajet), elle s'insinue dans les organes malades même les plus profonds, elle remplace leur électricité manquante, elle rétablit l'équilibre de la santé, elle guérit.

Mon collodion n'est pas tout à fait celui des photographes. Il est plus épais, plus visqueux, plus riche en coton-poudre. En se desséchant, il forme une couche plus épaisse, plus solide. Enfin, sa composition est différente. Outre l'éther et le fulmicoton, il contient de l'huile de ricin et de l'essence de térébenthine, mais en petite quantité. Ces deux substances donnent de l'élasticité au collodion ; elles le rendent souple et flexible. Une peau de gant.

La préparation du collodion élastique est assez délicate. Les produits diffèrent, la formule restant la même. C'est que le coton-poudre présente des propriétés variables; suivant qu'on l'a agité plus ou moins vivement dans l'acide, sa solution dans l'éther est plus ou moins visqueuse, plus ou moins ambrée. Au surplus, voici la formule exacte de mon collodion :

Coton-poudre.	25 grammes.
Alcool rectifié.	30 —

Ether sulfurique	500	—
Térébenthine	6	—
Huile de ricin.	4	—

Introduisez le coton-poudre, l'alcool et l'éther dans un flacon; agitez fortement jusqu'à mélange parfait; ajoutez alors la térébenthine et l'huile de ricin; puis agitez encore jusqu'à dissolution complète de ces deux corps.

Dans la pratique, le collodion employé seul est insuffisant; son électricité est toujours la même. La nôtre présente au contraire de légères variations avec l'âge des sujets, avec leur constitution.

Pour bien faire, il fallait autant de préparations distinctes que de variétés dans l'électricité humaine. Je les ai obtenues. J'ai incorporé au collodion des substances étrangères réduites en poudre très-fine. Appliquées sur la peau, ces substances s'y électrisent tout comme le coton-poudre lui-même. De plus, beaucoup d'entre elles sont attaquées chimiquement par la sueur. Elles deviennent à ce titre une nouvelle source d'électricité. Ainsi modifié, le collodion suffit à tous les cas. Dans l'électricité humaine, pas de variété qu'on ne parvienne à imiter. Parfaite contrefaçon.

Dans mes expériences j'ai essayé un grand nombre de substances; quelques-unes seulement m'ont complétement satisfait. J'en donne ici la liste :

Charbon (noir de fumée), sucre de canne, verre pilé.

Soufre, ambre jaune, gomme laque, camphre, résine.

Peroxyde de fer, bioxyde de manganèse, phosphate de chaux.

Iodure de plomb, carbonate de plomb, minium, sous-nitrate de bismuth.

Oxyde de zinc, persulfure d'étain, carbonate de magnésie, oxyde puce de plomb.

Étain métallique; fer, cuivre, argent, aluminium, or, noir de platine.

Le commerce fournit toutes ces matières réduites en poudres impalpables. Je les mélange au collodion dans la proportion de 10 p. 100; soit 40 centigr. de poudre pour 4 gr. de liquide. Seul, le noir de fumée sort de la règle; comme il est très-léger, très-volumineux, il en faut beaucoup moins. Avec lui deux et demi pour cent suffisent; soit 10 cent. pour 4 gr. de collodion.

Aucun danger dans cette incorporation des substances étrangères. Exceptons le platine cependant. En tombant dans le collodion il s'échauffe, il enflamme l'éther, il détonne, brisant les flacons, blessant les personnes, mettant le feu. La même chose peut arriver aussi avec le fer. Pourtant je ne l'ai jamais vu. Du reste, rien de facile comme d'éviter tout accident : opérez avec de petites masses, versant le collodion sur le platine, non le platine sur le collodion.

Bien bouchées, les préparations électriques se conservent indéfiniment. Quelques exceptions pourtant. Le minium, le persulfure d'étain, le fer, le cuivre, le platine attaquent le collodion, ils l'épaississent, ils le solidifient en quelques jours, ils l'empêchent de coller. L'oxyde puce de plomb, l'étain métallique, figent aussi le collodion. Mais c'est à la longue seulement, après plusieurs semaines.

Pour faire usage des préparations électriques, ayez de petits flacons longs de cinq centimètres et contenant quatre grammes de liquide. Versez-y vos poudres, votre collodion et bouchez-les hermétiquement. A mon avis, les bouchons de verre l'emportent sur ceux de liége. Ils ferment mieux, ils ne se détériorent pas avec l'usage. Un inconvénient cependant : ils sont difficiles à enlever; parfois même ils cassent dans la main et vous coupent les doigts. Pour éviter ces accidents quelques précautions : Envelopper le bouchon dans une étoffe; le retirer en le tournant en sens contraire où il a été enfoncé. Ce moyen échoue-t-il, vous couchez le flacon dans la main gauche; vous soutenez une des ailes du bouchon avec l'index; puis, avec un corps dur, vous frappez de petits coups secs sur l'autre aile. Après quelques percussions le bouchon ébranlé s'enlève tout seul. Opérant avec douceur, avec adresse, on réussira toujours.

CHAPITRE V.

APPLICATIONS ÉLECTRIQUES.

Pour employer les préparations électriques, pour les étendre sur la peau, procédez comme il suit :

Prenez un pinceau ordinaire pour aquarelle ; plongez-le dans le flacon jusqu'au fond. Là, agitez-le à plusieurs reprises en brassant la substance étrangère avec le collodion. Ce mélange achevé, vous retirez le pinceau bien imprégné, puis vous peignez la peau comme avec une couleur ordinaire. Dans toutes ces opérations soyez leste, soyez rapide, autrement le collodion, desséché sur le pinceau, y reste collé, et ne mord plus sur l'épiderme. Ne laissez pas non plus vos flacons longtemps débouchés ; votre collodion s'évaporerait, il perdrait toute sa fluidité, il ne vaudrait plus rien. Enfin, ne l'oubliez pas, l'éther est très-inflammable. Quand vous le maniez, tenez-vous loin du feu, loin des lumières. A la moindre imprudence, gare les détonnations. Le fulmi-coton demande aussi quelques précautions. C'est une véritable poudre à tirer. En grande masse il brûle avec une explosion formidable; mais en petite quantité aucun danger ; on peut même par amusement l'enflammer dans la main.

Aussitôt l'application faite, essuyez votre pinceau avec du papier ou un chiffon; autrement le collodion se dessèche sur les poils, il les agglutine, il les rend raides. A-t-on négligé cette précaution, inutile de laver le pinceau; mais roulez-le, tortillez-le entre les doigts. Le coton-poudre réduit en fine poussière se détache, rendant au pinceau toute sa souplesse. Cependant une fois imprégnés d'une substance, les pinceaux en retiennent toujours la trace. Que chaque préparation ait donc son pinceau propre, ne servant qu'à elle. C'est le moyen de les avoir toujours pures.

Les applications électriques collent fortement à la peau. Fraîches, on peut les laver, les frotter. Elles ne partent pas. Mais au bout de deux ou trois jours elles se décollent, elles se soulèvent par leurs bords, elles font écailles, elles tombent toutes seules. Quand la peau est grasse, qu'on la recouvre de cataplasmes, qu'elle sue, cette chute spontanée arrive plus vite, en quelques heures. On peut l'accélérer encore. Aussitôt faite, l'application peut être enlevée. Pour cela, grattez-la rudement avec l'ongle. S'il reste quelques pellicules, ratissez-les à l'aide du canif. Adroitement pratiquée, aucun inconvénient à cette opération; une démangeaison passagère, une rougeur bientôt dissipée, voilà tout.

Tombant sur les étoffes, les préparations électriques ne les rongent ni ne les détériorent. Mais elles imprègnent leur tissu, elles s'y fixent, elles y forment des taches difficiles à enlever. L'eau, le savon, la lessive, l'eau de javelle, l'éther, la benzine, n'y font rien. Le mieux c'est de les gratter avec un canif, puis de les brosser vigoureusement. Mais il en reste toujours quelque chose. Du reste, les préparations liquides sont seules à tacher. Une fois appliquées sur la peau, une fois desséchées, elles ne salissent plus.

Les applications électriques peuvent recevoir toute forme, toute grandeur. Généralement je les fais en taches arrondies, larges d'un millimètre au moins, d'un centimètre au plus. Les plus petits modèles (*fig.* 1 et 2) servent pour les régions peu étendues, le bout du nez, la pulpe des doigts, les paupières, le trou de l'oreille, etc. Les plus grands modèles (*fig.* 3 et 4)

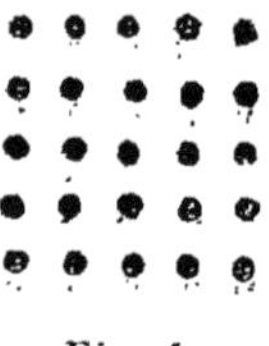

Fig. 1.

sont employés sur les larges surfaces, sur le dos, la poitrine, les membres, etc.

De la régularité dans les applications. Déposez-les

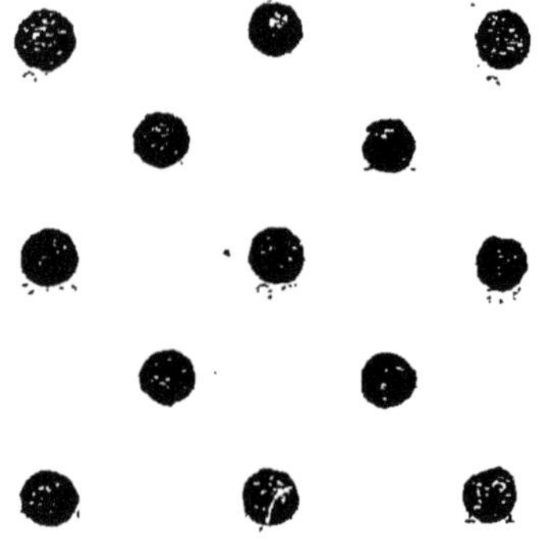

Fig. 2.

en lignes droites ou courbes, en avenues, en quinconce. Cela dépend des organes malades, de leur forme, de leur étendue, de leur situation. Ne les semez ni trop claires ni trop drues.

Dans un parterre bien cultivé chaque fleur possède autour de son pied un rond de terre noire où seule

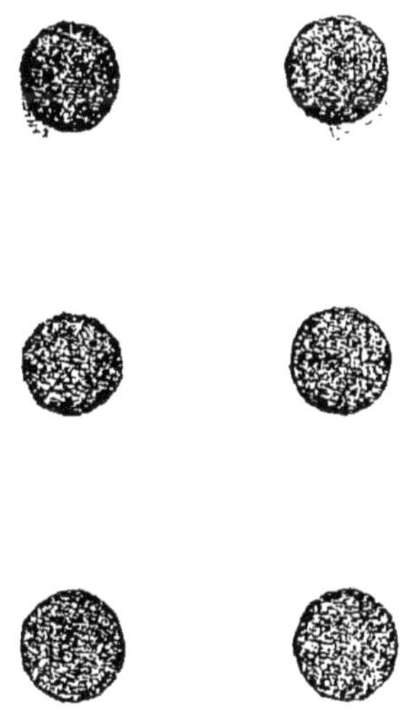

Fig. 3.

elle règne, où seule elle étale le chevelu de sa racine, où seule elle pompe du suc.

De même pour les applications. Que chacune ait autour d'elle un rond de peau libre où seule elle rayonne son fluide sans être gênée par l'empiètement électrique d'une plaque voisine. Si j'en crois mon expérience, le mieux c'est que les taches s'écartent de deux fois leur diamètre. Alors pas de peau perdue pour les applications. Pas d'applications perdues pour la peau. On obtient l'effet maximum.

L'épaisseur des applications augmente d'abord leur force électrique. Mais passé un certain degré,

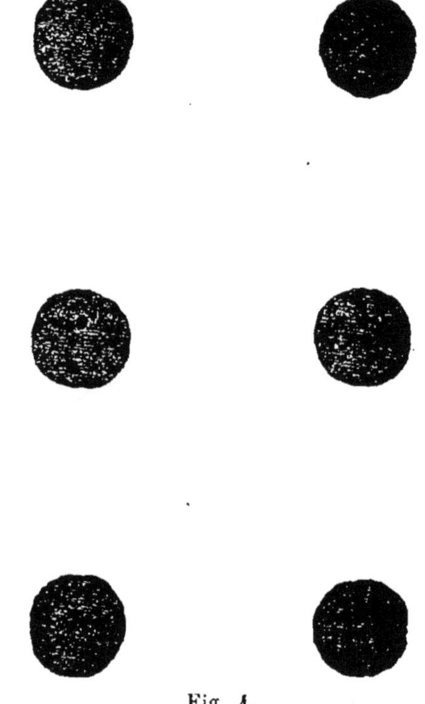

Fig. 4.

elle ne sert de rien. C'est comme la peinture en bâtiment. Après deux couches le bois est suffisamment recouvert. Continuer, c'est perdre sa peine comme sa couleur. C'est gâter l'ouvrage. En somme donnez aux applications l'épaisseur d'un papier mince. Plus minces encore, elles seraient trop faibles. Plus épaisses, elles ne vaudraient pas mieux comme électricité. Mais elles formeraient des écailles rugueuses trop promptes à se décoller.

Les applications électriques produisent diverses sensations. D'abord c'est la fraîcheur de l'éther qui s'évapore. Ensuite c'est le collodion qui se dessèche en crispant la peau ; on dirait une toile d'araignée frôlant le corps. Enfin sur les régions velues nouvelles sensations. Les applications collent les poils. Elles les tiraillent. Elles causent des douleurs parfois intolérables, toujours fâcheuses. Évitez-les. Pour cela faites l'application sur l'épiderme même entre la racine des poils. Mieux encore, quand c'est possible, rasez la peau.

Chez les individus peu impressionnables, pas d'autres sensations. Mais écoutez les personnes plus finement organisées. C'est un monde nouveau ouvert à leurs sens. Elles éprouvent du froid, de la chaleur, des frôlements, des tiraillements, des titillations, des resserrements, des pincements. Quelques-unes croient avoir dans le corps des araignées qui marchent, des vers qui rampent, des insectes qui rongent. D'autres sentent quelque chose d'indéfinissable coulant dans leurs nerfs et leur faisant du bien. L'électricité étrangère est-elle plus forte que la vôtre, c'est du chaud que vous éprouverez, ou même de la brûlure. Est-elle au contraire plus faible, vous sentirez du froid, mais un froid autre que celui de l'éther ; un froid intérieur avec frissons, avec claquement de dents. Enfin le frôlement, le percement, le tiraillement, le pincement, c'est l'électricité entrant de force dans les nerfs et signalant son passage.

Ne vous effrayez pas cependant, toutes ces douleurs, même les plus fortes, sont très-supportables, très-passagères aussi. Après quelques secondes, au plus quelques minutes, tout est fini. L'électricité étrangère n'exige pas davantage pour se faire sa place, pour prendre son cours à travers les tissus. Une fois les nerfs accoutumés à sa présence, elle devient nôtre. Une greffe.

Du reste, toutes les sensations en question partent des applications mêmes, elles en rayonnent. Produites par l'électricité des plaques, elles prouvent cette électricité comme la lumière prouve le soleil. Mais les gens qui n'accusent rien, l'électricité les pénètre-t-elle ? les soulage-t-elle ? les guérit-elle ? Oui sans doute, tout comme les autres, seulement ils ne le sentent pas. Ce sont impressions trop délicates pour leurs sens grossiers. L'électricité les guérit, mais c'est incognito.

CHAPITRE VI.

APPLICATIONS ÉLECTRIQUES DANS LES MALADIES.

Où faut-il faire les applications? Question capitale. Les voulez-vous profitables, ne les semez pas au hasard. Mais dans chaque maladie pratiquez-les sur certains points, toujours les mêmes. Règle générale, mettez-les le plus près possible du mal. Ne croyez pas cependant que l'électricité aille en ligne droite de l'épiderme à l'organe malade. Plus tortueux est son trajet, plus compliqué. D'abord elle pénètre dans les nerfs de la peau. Elle remonte ensuite le long de ces nerfs vers la moelle et le cerveau. Là elle se réfléchit comme une balle sur un mur, pour redescendre par d'autres nerfs dans les parties souffrantes. C'est un chemin d'un mètre ou deux à par-

3.

courir. Ce long détour est indispensable. Il faut que les applications agissent d'abord sur le système nerveux. Ensuite le système nerveux réagit sur les organes siége du mal. Une filière.

Une montre est arrêtée. Pour la remonter vous ne touchez pas aux aiguilles, mais vous tournez le grand ressort. Une fois tendu, celui-ci communique sa force aux autres rouages. Il redonne aux aiguilles leur mouvement perdu, sans avoir l'air d'y toucher.

De même dans la machine humaine. Le système nerveux est son grand ressort. Quelque organe souffre-t-il, ce n'est pas lui qu'il faut modifier, mais ses nerfs. A mesure qu'il reprend des forces, le système nerveux les repasse aux parties malades. C'est un banquier fidèle, ne gardant rien pour lui, mais remettant aussitôt à ses clients toutes les sommes touchées à leur nom.

Les nerfs sont les liens unissant l'intérieur du corps à l'extérieur. Des ficelles de pantins pendant au dehors. Ils font communiquer chaque compartiment de la peau avec les parties situées juste au-dessous. La peau de la tête répond au cerveau; celle de la paupière à l'œil; celle de la poitrine aux poumons; celle des jointures à ces jointures, etc. Ainsi agencé, le corps humain ressemble à un piano. La peau située à l'extérieur représente le clavier des touches. Comme celles-ci elle subit tous les contacts, elle s'impressionne à tous les chocs. Les organes recouverts par la peau, je les compare aux cordes du piano. Ils produisent la vie comme les cordes produisent le son. Le système nerveux forme l'intermédiaire entre la peau et les organes. Il figure les marteaux, les tampons et tout le mécanisme rattachant les cordes au clavier. Enfin, dans le piano, chaque touche d'ivoire fait vibrer plusieurs cordes et rend plusieurs sons confondus en une seule note. De même dans le corps humain. Chaque région de la peau répond à un faisceau d'organes, et tient sous sa dépendance un ensemble de fonctions.

Complétons ces généralités. Indiquons les principales maladies. Disons quelles applications leur conviennent.

Le mal occupe-t-il la peau elle-même ; est-il limité à une petite surface du corps comme l'érésypèle, la brûlure, l'engelure, les démangeaisons, les boutons, les rougeurs, les dartres, les gourmes, les plaques muqueuses, les gerçures, les plaies, les ulcères, les piqûres d'insectes, les morsures de chien, de vipère, etc. : faites les applications sur la peau saine tout près des parties malades, jamais sur celles-ci.

Circonscrivez le mal dans un cercle de petites taches. Un cordon sanitaire. Une ceinture de sentinelles.

Les maladies de la peau sont-elles généralisées ; envahissent-elles de larges espaces ; sont-elles comme la petite vérole, la rougeole, la scarlatine, la roséole, l'urticaire, les dartres étendues, etc. : disséminez les applications sur tout le corps, mais choisissant toujours les îlots de peau saine ou de peau moins malade.

Dans les croûtes, les pellicules, le suintement de la tête, la décoloration, la chute des cheveux, mouchetez le cuir chevelu avec vos applications. Pour cela, écartez bien les cheveux, puis étalez le collodion sur l'épiderme même, non sur la chevelure. On englobe bien quelques cheveux dans l'application. Cela gêne aussi pour se peigner, mais pas beaucoup.

Dans les tumeurs de toute espèce, les contusions, les abcès, les panaris, les anévrismes, les kystes, les loupes, les lipômes, les glandes, les cancers, les cors aux pieds, etc. : applications sur la tumeur même et autour d'elle. Naturellement, si la peau était enflammée, ulcérée, suivre la conduite ci-dessus. Mettre les préparations électriques autour de l'inflammation, autour de l'ulcération, non-dessus.

Maladies du cerveau, maux de tête, migraines, insomnies, délire, vertiges, évanouissements, étourdissements, congestion cérébrale, apoplexie, méningite, hydrocéphalie, histérie, épilepsie, folie, idiotie, etc. : applications sur le cuir chevelu, le front, les tempes, suivant que le mal occupe le derrière du cerveau, le devant ou les côtés (*fig.* 5, n° 1).

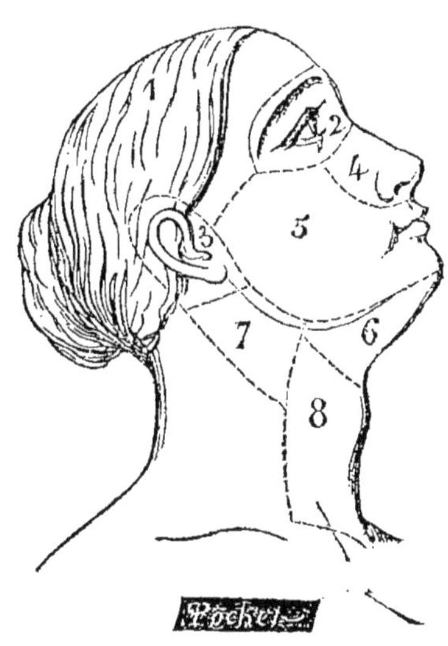

Fig. 5.

Maladies des yeux, conjonctivite, orgeolet, kératite, ophthalmie, larmoiement, fistule lacrymale, éblouissements, mouches volantes, amaurose, fatigue de la vue, strabisme, chute de la paupière, mouvements convulsifs des yeux, somnolence, etc. : applications sur les paupières, le sourcil, la tempe, la racine du nez (*fig.* 5, n° 2).

Maladies de l'oreille, inflammation, abcès, écoulement, surdité, bourdonnements, tintements : applications sur la peau de l'oreille et aussi sur la peau voisine du pavillon (*fig.* 5, n° 3).

Maladies des narines, inflammation, saignement, ulcération, fétidité, polypes, etc. : applications sur le nez, la lèvre supérieure, la joue et le bas du front (*fig.* 5, n° 4).

Maladies de la bouche, inflammation, ulcération, gangrène, aphtes, muguet, haleine forte, scorbut, dentition difficile, rage de dents, etc. : applications tout près du mal, sur les joues et les lèvres (*fig.* 5, n° 5).

Maladies de la langue, inflammation, gerçure, aphtes, tumeurs, sécheresse de la bouche, manque d'appétit : applications sous la langue, au-dessous du menton et de la gorge (*fig.* 5, n° 6).

Maladies de la face, névralgies, tics, contractures, paralysies : applications sur la figure au niveau des nerfs douloureux, au niveau des muscles convulsés ou paralysés.

Maladies de la gorge, angines de toute nature,

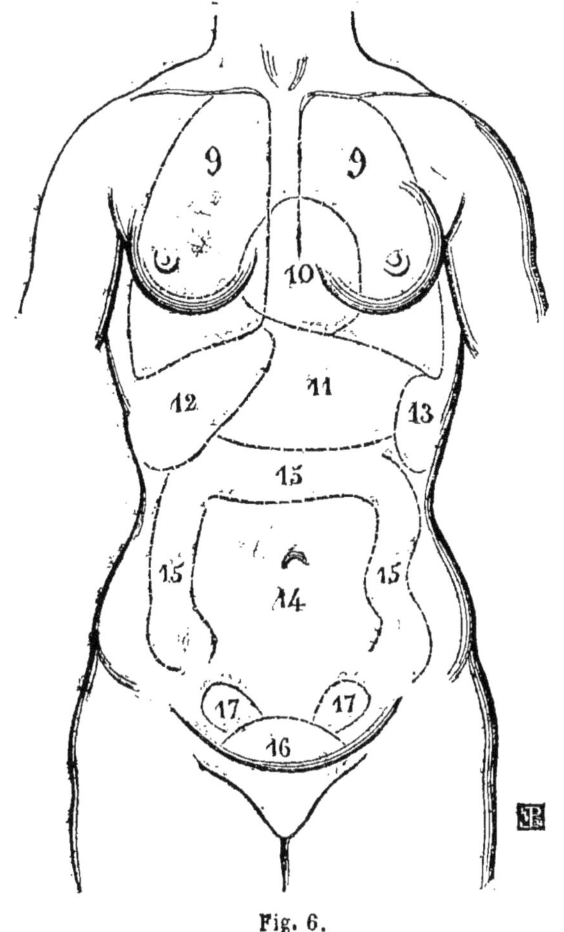

Fig. 6.

maladies des glandes parotides, salivation, tumeurs :

applications au-dessous de l'oreille, derrière l'angle de la mâchoire (*fig*. 5, n° 7).

Maladies du larynx, inflammation, enrouement, croup vrai, faux croup, phthisie laryngée, extinction de la voix : applications devant le cou, au niveau même du larynx (*fig*. 5, n° 8).

Maladies du poumon, rhume ordinaire, bronchite, grippe, pneumonie, pleurésie, catarrhe, asthme, crachement de sang, phthisie, coqueluche, essoufflement, point de côté, asphyxie, hoquet, bâillement, etc.: applications en avant, en arrière, sur les côtés, en haut, en bas de la poitrine, suivant les points malades (*fig*. 6 et 7, n° 9).

Maladies du cœur, péricardite, anévrismes, hypertrophie, palpitations, syncopes, angine de poitrine, enflure des jambes, cyanose de la face, etc. : applications sur le cœur, c'est-à-dire au niveau et à droite du sein gauche, non au-dessous de ce sein, comme le pensent bien des personnes (*fig*. 6, n° 10).

Maladies du sein, inflammation, tumeur, abcès, rétention ou absence du lait, gerçures du mamelon, etc. : applications sur la peau du sein et celle du mamelon.

Maladies de l'estomac, gastrite, gastralgies, crampes, embarras gastrique, vomissements de toute

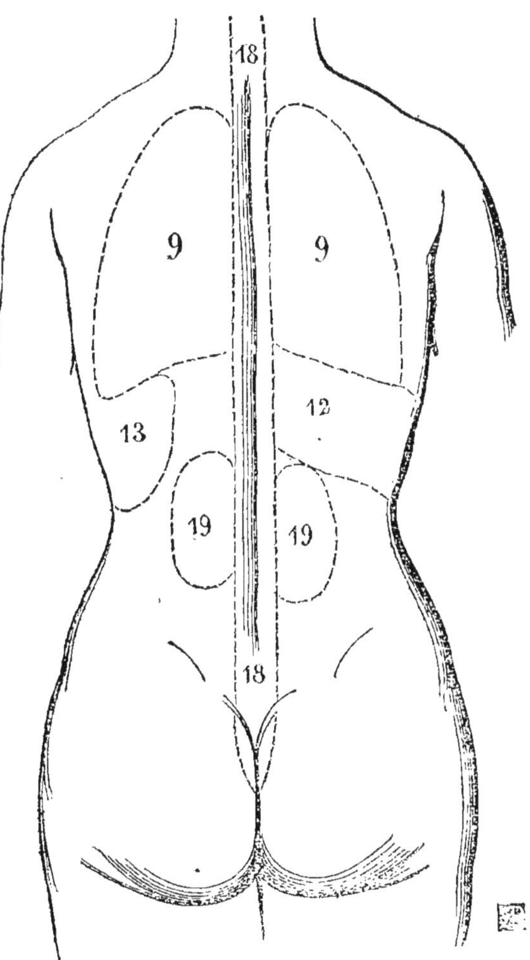

Fig. 7.

espèce, indigestions, mal de mer, cauchemars, hypochondrie, etc. : applications sur l'estomac, c'est-à-dire sur le creux de l'estomac et un peu plus bas (*fig*. 6, n° 11).

Maladies du foie, inflammation, obstruction, tumeurs, suppuration, jaunisse, colique hépatique, diabète, fièvre intermittente. : applications sur le foie, c'est-à-dire sur les fausses côtes droites (*fig*. 6 et 7, n° 12).

Maladies de la rate, point de côté, fièvres intermittentes : applications sur la rate, c'est-à-dire sur les fausses côtes gauches. (*fig*. 6 et 7, n° 13).

Maladies de l'intestin grêle, diarrhée, coliques, ballonnement du ventre, carreau, étranglement interne : applications sur le milieu de l'abdomen, tout autour de l'ombilic (*fig*. 6, n° 14).

Maladies du gros intestin, constipation, dyssenterie, gargouillements, selles glaireuses, sanglantes, fétides, etc. : applications dans les deux flancs et au-dessous de l'estomac, du foie et de la rate (*fig*. 6, n° 15).

Maladies du rectum, fistule, fissure, chute, hémorrhoïdes, démangeaisons, épreintes, etc. : applications sur la peau entourant l'extrémité du tube digestif.

Maladies du péritoine, péritonite, hernies, perforations intestinales, ascite : applications sur tout l'abdomen, partout où se montrent les douleurs.

Maladies de la moelle, tétanos, convulsions, éclampsie, chorée, oppression en ceinture, paralysie, tremblement des membres, etc.: applications le long de l'épine dorsale entre les épaules, si les bras sont malades; au niveau des reins, si ce sont les jambes. (*fig.* 7, n° 18).

Maladies des reins, inflammation, gravelle, albuminurie, colique néphrétique, etc. : applications sur les reins, c'est-à-dire à côté de la colonne vertébrale, au défaut des côtes (*fig.* 7, n° 19).

Maladies de la vessie, cystite, catarrhe, pierre, rétention, incontinence : applications sur le bas-ventre au-dessus du pubis (*fig.* 6, n° 16).

Maladies de la prostate, inflammation, hypertrophie, abcès, pertes séminales, impuissance : applications au périnée.

Maladies de l'urètre, inflammation, écoulements, rétrécissements : applications sur la peau recouvrant l'urètre.

Hydrocèle, hématolcèe, sarcocèle, orchite, épididymite, funite : applications sur les organes malades.

Maladies des ovaires, inflammation, abcès, kystes, règles douloureuses diminuées ou supprimées, stérilité : applications dans les flancs au niveau des ovaires (*fig.* 6, n° 17).

Maladies de l'utérus, inflammation, congestion, déplacement, chute, polype, ulcère, inertie, spasme, métrorrhagie, suppression des lochies, avortement, etc.; applications comme pour la vessie (*fig* 7, n° 16).

Pertes blanches, aiguës ou chroniques, ulcérations, fongosités du col, démangeaisons, écorchures, boutons, etc.: applications sur l'extérieur des grandes lèvres et sur la partie interne des cuisses.

Maladies des muscles, courbatures, douleurs musculaires, déchirures de tendons, coups de fouet, crampes, contractures, paralysies, atrophies : applications le plus près possible des muscles affectés.

Maladies des nerfs, névralgies, paralysies, sensations morbides diverses : applications sur l'origine et le trajet des nerfs malades.

Maladies des articulations, arthrite, goutte, rhumatisme articulaire aigu ou chronique, tumeurs blanches, hydartroses, entorses, luxations, ankyloses : applications sur les jointures intéressées.

Maladies des os, fracture, inflammation, carie,

exostose, rachitisme, ramollissement : applications au niveau des os, siége du mal.

Naturellement, si plusieurs affections distinctes coïncident, traitez-les chacune par des applications convenables. Ainsi, la fièvre typhoïde est l'inflammation simultanée du cerveau, de l'intestin et des poumons. Pour la combattre, applications sur la tête, sur la poitrine, sur l'abdomen. Contre la diarrhée, les vomissements, les crampes du choléra, applications sur le ventre, sur l'estomac, sur les mollets. Dans la rougeole avec toux et mal d'yeux, applications sur toute la peau du corps, mais principalement sur la poitrine et autour des yeux. Dans les pâles couleurs, quand les femmes ont mal partout, à la tête, à l'estomac, au cœur, à l'utérus, applications sur tous ces organes. De même pour les autres affections complexes. Toutes se décomposent en symptômes simples. De l'analyse. Traitez chaque accident à part, sans vous informer de leur ensemble, et la guérison viendra toute seule. Pour détruire une armée il faut en tuer tous les soldats un à un. Eux morts, plus d'ennemi. De même la maladie. Tous ses symptômes guéris, elle n'est plus.

CHAPITRE VII.

OBJECTIONS ET RECOMMANDATIONS.

Plusieurs objections aux applications électriques.

La première, c'est de combattre de même toutes les maladies, malgré leur diversité extrême. Une fluxion de poitrine, une migraine, une attaque de goutte diffèrent du tout au tout. Cependant, le nouveau système les traite toutes trois à l'aide d'un seul moyen, les applications. Comment justifier cette conduite? Essayons-le.

Sans doute les maladies se distinguent par les organes qu'elles attaquent, par les désordres qu'elles déterminent. Mais au fond toutes sont de la même nature. Une inflammation, quelle que soit la partie enflammée, est toujours une inflammation. Une hémorrhagie, quel que soit le vaisseau ouvert, est toujours une hémorrhagie. Une paralysie, quel que soit le nerf atteint, est toujours une paralysie. Une gangrène, quel que soit le tissu mortifié, est toujours une gangrène.

Sachez-le bien : les diverses maladies sont les formes différentes d'un mal unique, la vieillesse. Si les applications électriques rajeunissent réellement les organes, elles combattent nos maux dans leur essence même. Elles guérissent tout ce qui est guérissable, tout indistinctement.

Lorsqu'une locomotive se perce en quelque endroit, le trou formé cause des accidents variables. Suivant son siége, il laisse sortir du coke ou des charbons ardents, de l'eau froide ou de l'eau bouillante, de la vapeur ou de la fumée ; mais, quelle que soit la substance échappée, le trou est toujours un trou. Pour le réparer, mêmes matériaux à employer, mêmes ouvriers. De même, dans la machine humaine. Malgré leur physionomie différente, toutes les maladies sont de la même famille; elles sortent de la même fabrique; elles portent la même estampille; pour toutes un seul remède suffit.

Autre critique sérieuse.

Des applications faites exactement sur les mêmes points guérissent cependant des affections différentes. Celles du front, par exemple, sont bonnes contre une centaine de maladies, peut-être davantage. Ces guérisons multipliées sont bien merveilleuses, dira-t-on. Pourriez-vous en expliquer le mécanisme? Certainement je le puis, avec facilité même. Une maladie, c'est un manque d'électricité vitale. Mais ce manque n'existe pas seulement dans l'organe souffrant; il se produit aussi dans les nerfs. De proche en proche il se fait sentir jusqu'à la peau. Les nerfs des parties malades sont donc vides d'électricité, ils sont altérés de ce fluide, et ils le pompent avec avidité dans les applications. Tuyaux fidèles, ils le transmettent jusqu'au siége du mal. Mais les nerfs des organes sains, tout autre leur conduite; saturés de leur propre électricité, ils ne peuvent en recevoir d'autre. Ce sont auberges pleines refusant les voyageurs. Pas de place ici. Allez vous loger dans d'autres nerfs, disent-ils, à l'électricité étrangère, et elle y va.

Donnons un exemple, on comprendra mieux. La diarrhée, la constipation, sont deux maladies différentes, voire même opposées. La première est la paralysie des vaisseaux de l'intestin. Elle s'accompagne d'évacuations abondantes. La seconde est une rétention des matières. C'est une paresse de l'intestin, une paralysie de ses fibres musculaires. Cependant contre ces deux affections, mêmes applications faites sur les mêmes points de l'abdomen. Une fois l'épiderme traversé, l'électricité étrangère trouve son chemin toute seule. Elle va là où sa présence est nécessaire, et là seulement. Dans la diarrhée elle suit les nerfs des vaisseaux; dans la constipation, ceux des fibres musculaires. Par un chemin ou par un autre elle arrive toujours à son but, l'organe malade.

Dans une plante fanée par la chaleur tout n'est pas desséché au même degré. Tantôt les fleurs sont seules flétries, tantôt les feuilles, tantôt les branches d'en haut, tantôt les rameaux d'en bas. Cependant le jardinier qui arrose ne s'informe pas de tout cela; mais il verse son eau sur les racines de la plante et s'en va. Il sait que cette eau montera tout seule là où elle est nécessaire, non ailleurs.

De même pour l'électricité des applications. Elle part toujours de la peau, véritable sol où plongent les racines du système nerveux. Mais pour chaque maladie c'est un nouveau trajet à suivre, ce sont d'autres nerfs à parcourir. Une fois l'application posée, l'électricité arrive d'elle-même à destination par la force des choses.

Faites des trous dans le sable, puis humectez-le; l'eau apparaîtra au fond des trous et là seulement.

De même pour notre corps. Faites-y des trous, c'est-à-dire des maladies, puis imbibez-le de fluide électrique, l'électricité aboutira toujours dans les organes souffrants. La physique le veut ; à nous d'obéir.

Dans les applications, deux écueils à éviter : les faire trop faibles, c'est-à-dire trop petites, trop minces, trop clair-semées; les faire trop fortes, c'est-à-dire trop épaisses, trop larges, trop nombreuses. Trop faibles, elles ne donnent par tout le profit qu'elles peuvent. Elles laissent dans les organes malades un manque d'électricité. Elles ne guérissent qu'à moitié, qu'avec lenteur. Trop fortes, leur électricité endommage les tissus. Elle ne se glisse pas dans le corps, elle y fait brèche. Elle n'y entre pas par capitulation, mais d'assaut. Pas de soulagement pour le malade. Parfois même, exagération de ses maux. Cette trop grande force des applications est fâcheuse; Evitez-la. Cependant elle a quelques avantages, elle rend la guérison plus rapide. Elle la brutalise, mais elle la brusque. Arrivant avec excès, l'électricité étrangère s'introduit mieux dans tous les vides du corps, rien ne lui échappe. Elle fait trop peut-être, mais elle ne laisse rien à faire. Un lavage à grande eau noyant tout, mais nettoyant tout. Un feu ardent qui vous rôtit, mais vous réchauffe.

Pour remplir un vase à la fontaine, deux méthodes : ou bien on le place à faux sous le jet ; alors il ne reçoit qu'un mince filet d'eau, mais sans encombre. Il s'emplit jusqu'au bord , sans bruit, sans mousse, sans éclaboussure, sans perte de liquide. Dans l'autre méthode, le vase est placé en plein sous la fontaine ; il reçoit la colonne tout entière, tout son poids, toute sa vitesse. Tombant de haut, l'eau bouillonne, elle écume, elle clapote, elle fait du fracas, elle jaillit au loin, mais elle emplit. A peine posé, le vase est plein, il déborde, il devient lui-même fontaine.

De même pour les applications. Faites avec modération, elles guérissent en silence, mais en conscience; un peu lentement, mais sans esclandre. Employées avec excès, elles guérissent peut-être plus vite, mais plus durement. Elles font sentir leur utilité , payer leurs bienfaits. Elles ressemblent à ces vieux serviteurs fidèles, mais pleins d'insolence; très-utiles, mais fatigants.

Tous les deux ou trois jours, plus souvent si l'on sue, les applications tombent. Sitôt parties, il faut les remplacer. Qu'elles accompagnent le malade partout, au travail, au lit, à la promenade. Qu'elles fassent partie de l'individu comme le vêtement de l'homme civilisé. Qu'elles soient une seconde peau, un épiderme électrique. Entretenez-les des semaines, des mois, des années même, tant que dure la maladie, sans négligence, sans interruption, sans découragement. La puissance des applications, c'est leur faiblesse, mais c'est aussi leur continuité. Leur action est débile, mais jamais interrompue; elle s'ajoute à elle-même comme la vague à la vague pour user le roc. Toute petite, elle donne à la longue de grands résultats en s'accumulant. C'est la gouttelette de vin suintant du tonneau et finissant par le vider. C'est le corail croissant au fond de la mer et formant avec le temps des récifs, des îles, des continents.

Les applications ne s'affaiblissent pas par la durée. Après plusieurs heures elles valent autant qu'au premier moment. Ce sont sources toujours coulantes d'électricité. Elles en donnent si peu à la fois, qu'elles peuvent en fournir toujours. Cependant, pour être bonnes, elles doivent bien coller à la peau. S'en séparent-elles, leur vertu s'en va, leur électricité n'entre plus dans le corps; autant les vaudrait sur le voisin. Voulez-vous obtenir tout l'effet des applications, n'attendez pas leur décollement complet. Sont-elles à moitié détachées, achevez-les avec l'ongle.

Faites-en d'autres; mieux les vaut trop souvent renouvelées que pas assez.

Faites sans nécessité sur des personnes malades ou maladives, les applications n'ont aucun effet fâcheux. Parfois cependant quelques désordres. Elles agitent le sang, agacent les nerfs, éveillent les douleurs, causent des palpitations, arrêtent la digestion, chassent le sommeil, etc. C'est l'électricité étrangère. Elle pénètre dans le corps de force, elle fait sa place violemment. Du reste aucun danger. En peu d'instants, on s'est accoutumé à l'électricité nouvelle. Le mal produit disparaît rapidement; en quelques minutes si les applications restent; plus vite encore si on les ôte.

Sur les sujets bien portants, les applications ne produisent aucun effet, ni heureux ni malheureux. Chez eux, l'électricité naturelle surabonde, elle circule à flots dans tous les nerfs. Elle découle à foison de tous les tissus; elle rayonne avec la santé par tous les pores. Que feraient-ils d'une électricité étrangère? ils ne sauraient où la caser. Quand l'éponge est bien imbibée, on peut la tremper dans l'Océan, elle ne s'humectera pas davantage. Faire des applications à qui n'est pas malade, peine perdue; c'est vouloir électriser l'électricité, chauffer le feu, mouiller l'eau.

CHAPITRE VIII.

—

CHOIX

DES PRÉPARATIONS ÉLECTRIQUES.

Les substances électriques incorporées aux applications les modifient. Elles changent leur électricité dans sa force, dans sa pénétration. Ces variations sont utiles, indispensables. Elles correspondent à des variétés semblables présentées par les malades. Tous les sujets n'ont pas un fluide absolument identique. Ils sont comme les roses, toutes parfumées à la même senteur, d'odeur différente cependant. Je suppose qu'on veuille rendre odorantes des roses artificielles; on les imprégnera chacune de l'essence propre à son espèce. De même pour les hommes. Voulez-vous les guérir; voulez-vous suppléer à leur manque d'électricité, donnez-leur un fluide sem blable au leur. Plus grande cette similitude, plus sûre, plus rapide, plus complète la guérison.

Qui dira quelles préparations conviennent à tels sujets, quelles à d'autres? L'expérience, l'expérience seule. Préférant la certitude des résultats à leur nombre, j'ai concentré mon attention sur quelques substances. Je me suis servi à peu près d'elles seules. Aussi est-ce sans hésiter que je donne les règles suivantes :

Dans la jeunesse, depuis la naissance jusqu'à vingt ou vingt-cinq ans, le soufre convient mieux aux sujets nerveux, le charbon aux sanguins.

Dans la maturité, de vingt-cinq à cinquante ans, l'iodure de plomb réussit davantage chez les personnes nerveuses, le peroxyde de fer chez les sanguines.

Enfin, dans la vieillesse, de cinquante ans à la mort, les tempéraments nerveux se trouvent bien de l'étain métallique, les sanguins de l'oxyde de zinc.

Ces règles ne sont pas absolues. Elles rencontrent des exceptions rares, mais bien caractérisées. De jeunes sujets se trouvent bien des préparations réservées aux vieillards. Certains adultes ont guéri rapidement avec les substances recommandées pour les enfants. C'est que les malades n'ont pas toujours l'âge de leur acte de naissance. Voyez certains nouveau-nés; décrépits, ratatinés, on dirait de petits vieux. Traitez-les comme tels. Par contre, certains vieillards sont encore jeunes, de véritables adolescents tant ils sont bien conservés. Qu'ils prennent les préparations de la jeunesse puisqu'ils l'ont encore.

Mêmes erreurs possibles pour le tempérament. Le véritable n'est pas toujours facile à démêler. Certains sujets nerveux paraissent sanguins; d'autres, sanguins, semblent nerveux. Il faut étudier à fond la constitution des malades, non se tenir à la première apparence.

Les expériences faites sur les autres préparations électriques sont encore peu nombreuses. Leurs résultats auraient besoin d'être vérifiés. Je les donne tels quels, sans garantir leur certitude.

Le collodion seul, l'ambre jaune, la gomme laque, le camphre, la résine, agissent comme le soufre.

Le sucre de canne, le verre pilé, comme le charbon.

Le sous-nitrate de bismuth, le carbonate de plomb, le minium, comme l'iodure de plomb.

Le bioxyde de manganèse, le phosphate de chaux, comme le peroxyde de fer.

Le fer, le cuivre, l'argent, l'aluminium, l'or, le platine, comme l'étain métallique.

Le persulfure d'étain, le carbonate de magnésie, l'oxyde puce de plomb, comme l'oxyde de zinc.

Notons encore quelques particularités bonnes à savoir.

Le collodion pur, le collodion camphré sont transparents. Ils forment sur la peau un vernis incolore à peine visible. Moins actifs que les préparations colorées, ils sont néanmoins très-utiles, dans la pratique.

D'habitude je m'en sers pour la figure et les mains, dans toutes les maladies légères où des applications colorées seraient plus fâcheuses que le mal même.

Le mélange d'oxyde de zinc avec trois centièmes en poids de peroxyde de fer est rose couleur de chair. Sur la peau, cette préparation se voit à peine, surtout à une certaine distance. Je l'ai employée souvent dans les maladies de la figure et des mains. Je lui dois même des succès remarquables.

Du reste, n'attachez pas au choix des préparations une importance excessive. Ce sont des nuances qui les séparent, non des abîmes. Consulte-t-on l'âge des sujets, tient-on compte de leur tempérament, les applications électriques sont plus propices; elles guérissent plus vite, plus promptement. Mais à la rigueur on pourrait n'avoir qu'une préparation pour tout le monde; elle réussirait encore, moins bien qu'employée avec sagacité; voilà tout.

Les préparations électriques ressemblent aux aliments. Tout ce qu'on mange nourrit, mais pas également bien. Chaque estomac a ses besoins, ses prédilections, ses caprices. Le Nord ne s'alimente pas comme le Midi, la ville comme la campagne, la richesse comme la pauvreté, le travail comme la paresse. L'enfant, l'adulte, le vieillard, la femme, chacun a son régime. Pourtant donnez à toute l'humanité une nourriture unique, de la viande et du pain, plusieurs en souffriront, personne n'en mourra. De même les préparations électriques. Elles ont leur spécialité, elles conviennent à un certain âge, à un certain tempérament, mais toutes sont bonnes. Toutes guérissent. La moins convenable d'entre elles est encore excellente. Elle vaut mieux que rien, mieux que des drogues. Mieux vaut maigre chair que jeûne ou poison.

Avez-vous trouvé la préparation propre à votre âge, à votre tempérament, employez-la indistinctement contre tous les maux. Bien appliquée, elle guérira toutes vos maladies. C'est de la santé en liqueur, de la vie en bouteille. Cette universalité des applications trouvera des censeurs. Dans le public, le vulgaire croit volontiers aux spécifiques. A son avis, telle substance est bonne contre la toux, telle autre contre la fièvre, telle autre contre les douleurs, telle autre contre les convulsions, etc. A chaque maladie son remède, comme à chaque pot son couvercle. Pour guérir, vous dit-on, faites comme dans les magasins de confections. Essayez de tout. En cherchant bien on finit toujours par rencontrer remède à son mal comme on trouve coiffure à sa tête, habit à son corps, chaussure à son pied. Cette foi dans le spécifique est la négation même de la médecine. Par médecine j'entends ici quelque chose de logique, de suivi, de sensé, non un amas de recettes consacrées par la crédulité, transmises par la routine. Loin d'exiger chacune un moyen spécial, toutes les maladies peuvent être guéries avec un médicament unique. Un seul poison dans l'ancien système, une seule préparation électrique dans le nouveau.

Pour qui réfléchit un peu, un remède quelconque a l'un des trois effets suivants :

Il abrège la vie, il empoisonne, débilite ou excite; c'est l'ancien système médical.

Il allonge la vie, il agit comme nos applications électriques; c'est le nouveau sytème médical.

Enfin il n'allonge la vie ni ne la raccourcit; il est alors remède de bonne femme; c'est le système de la superstition.

Tous les médicaments passés, présents, futurs, rentrent par force dans une de ces trois catégories. C'est là le cercle fatal où sont renfermés tous les chercheurs de spécifiques. Ils n'en sortiront pas.

CHAPITRE IX.

ACTION CURATIVE

DES APPLICATIONS ÉLECTRIQUES.

La guérison par les applications électriques n'a pas toujours la même rapidité. Le mal est-il léger, est-il dû à un simple défaut de l'électricité naturelle, n'a-t-il amené aucun dérangement des organes : la guérison est instantanée. L'application à peine faite, on est guéri, en moins d'une seconde, comme par enchantement. Une fois dans le corps, l'électricité étrangère remplace la nôtre absente. Elle enlève la cause du mal, partant, le mal lui-même. Ces cures instantanées s'obtiennent souvent dans les maux de tête, les douleurs de dos et d'estomac, les coliques, les rages de dents. On peut comparer ces malades guéris *subito* à des serrures un peu dures allant toutes seules dès qu'on les a huilées; l'huile c'est l'électricité des applications.

La maladie est-elle plus grave; le manque d'électricité s'accompagne-t-il d'un désordre matériel; les organes sont-ils gorgés de sang, infiltrés de pus, noyés de sérosité ; y a-t-il déchirure des tissus, fracture des os, tiraillement des nerfs, rupture des vaisseaux, etc. : la guérison est plus lente. Ici l'électricité étrangère n'a plus seulement un vide à remplir. Il faut qu'elle travaille, qu'elle dégorge les tissus, qu'elle cicatrise les blessures, qu'elle fonde les tumeurs. Pour cela il faut du temps, parfois beaucoup, Ces malades guéris plus lentement ressemblent à des serrures rouillées qu'il faut démonter pour les remettre en état. Laissez donc des loisirs aux applications, ce sont loisirs bien employés.

Du reste, rien de variable comme la durée du traitement total. Dans les maladies aiguës, il est de quelques heures, de quelques jours, tout au plus de quelques semaines. Dans les affections chroniques, il atteint quelques semaines ou quelques mois. Dans tous les cas, il est deux ou trois fois plus court qu'avec l'ancien système.

Mais pour obtenir cet heureux résultat, une condition essentielle : il faut renoncer à l'ancien sytème et se donner tout entier au nouveau. Si vous vous traitez par les applications, cessez tous les autres remèdes, même ceux qui jadis vous ont fait le plus de bien; pour mieux dire, ceux-là surtout; ce sont précisément les plus dangereux, les plus contraires.

Pour qui veut suivre mon système, plus de potions, plus de pilules, plus de poudres, plus de sirops, plus de tisanes, plus d'eaux minérales, plus de pommades, plus d'emplâtres, plus de papiers chimiques, plus de fumigations, plus de cigarettes médicinales, plus de biscuits, de bonbons, de vins médicamenteux, plus de gargarismes, plus de collyres, plus de bains, de lavements ou d'injections pharmaceutiques, plus de remèdes d'aucune espèce.

Des cataplasmes sur les organes douloureux, du cérat sur les plaies, des bains ordinaires pour la propreté, des injections simples pour nettoyer, des lavements de guimauve ou de graine de lin pour solliciter les selles, des bains froids, des affusions froides, de la gymnastique pour fortifier le corps : voilà, avec les applications électriques, mes seuls remèdes. Malgré leur petit nombre, il suffisent à toutes les nécessités de la pratique. Le succès rapide obtenu par mon système dans le public en est la preuve.

Mais, dira-t-on, les médicaments que vous défendez

vous les employez vous-même. Le charbon, le soufre, le peroxyde de fer, l'iodure de plomb, l'oxyde de zinc, le carbonate de magnésie, le sous-nitrate de bismuth, le phosphate de chaux, le fer, l'or, le platine, toutes ces mauvaises drogues des médecins, c'est avec elles que sont faites vos applications. Pourquoi critiquer chez les autres ce que vous approuvez chez vous? Y avez-vous réfléchi? Quelle inconséquence!

Je réponds : sans doute, moi, j'emploie les drogues. Encore faut-il que mes applications soient faites avec quelque chose. Mais je les emploie d'une manière nouvelle. Autre méthode, autre but, autre résultat. Dans l'ancien système, quand on prescrit un médicament, c'est pour le faire pénétrer dans le sang, dans les tissus. Aussi le donne-t-on presque toujours à avaler. Quand, par exception, on l'applique sur la peau, on espère bien qu'il traversera l'épiderme, qu'il entrera dans le corps. Sans cela, inutile de l'administrer. Toutes autres mes vues. L'absorption des remèdes, loin de la rechercher, de la favoriser, je la redoute. Tout est combiné pour l'éviter. Ce que je veux introduire dans le malade, c'est l'électricité du médicament, non le médicament lui-même. Oui, comme les autres médecins, j'emploie le fer; je l'em ploie même plus souvent qu'eux. Mais quelle différence dans la manière de m'en servir! Quelle différence dans les effets que j'en tire! Étalé sur la peau en applications électriques, mon fer accroît la vitalité des tissus, il rajeunit les organes, il allonge la vie. Donné en pilules, en poudre, en boisson, le fer des autres médecins produit l'effet contraire : il fatigue le corps, il l'use, il le vieillit, il le pousse à la mort.

Le laboureur et le soldat, tous deux aussi font usage du fer : le laboureur pour féconder le sol, pour créer, pour produire; le soldat pour tuer. Voilà les deux systèmes.

Autre recommandation importante. Ce n'est pas assez de supprimer tous les médicaments. Il faut encore renoncer à toutes les substances excitantes employées journellement dans l'alimentation.

Pour qui veut suivre mon système, pas de liqueurs fortes, pas de vin, pas d'eau rougie, pas de bière, pas de cidre, pas d'hydromel, pas de boissons fermentées. On boira de l'eau pure bien filtrée, de l'eau sucrée, de l'eau d'orge, de l'eau de riz, de l'eau pannée, du lait, du bouillon, de la limonade, des tisanes inoffensives; si l'on veut même, on ne boira pas du tout. En santé, boire à discrétion, mais seulement aux repas. Dans les maladies, boire quand on a soif, mais très-peu à la fois.

Pour qui veut suivre mon système, pas de café, ni noir ni au lait, pas de thé, pas de chocolat, pas de chicorée, pas de gland doux, pas de tisanes amères, pas de tabac, ni fumé, ni prisé, ni chiqué, pas de camphre non plus.

Enfin, pour qui veut suivre mon système, pas de poivre, pas de piment, pas de moutarde, pas d'ail, pas de ciboule, pas de girofle. Rejetez tout assaisonnement piquant ou brûlant la bouche. Du sel, du vinaigre, du persil, suffiront pour relever le goût des aliments.

Du reste, pas d'autre interdiction. On peut manger ce qu'on veut, tant qu'on veut, quand on veut. Évitez seulement les substances grasses et les légumes secs, ils sont indigestes. Mais le pain, mais les viandes, mais les fruits, mais la salade, mais les légumes verts, mais les œufs, mais le laitage, usez-en à discrétion.

Une nourriture succulente sans vin, sans excitants, sans épices, c'est là tout mon régime.

Naturellement, toutes les substances défendues sont d'autant plus fâcheuses qu'on en abuse davantage. Prises en petite quantité, elles font peu de mal, mais enfin elles nuisent encore. Le mieux c'est de s'en passer absolument.

Ce régime est sévère, il rompt toutes les habitudes, mais il est indispensable. Les substances interdites sont de véritables médicaments tombés dans le domaine public. Acclimatées sur nos tables, elles n'y perdent pas leurs propriétés. Elles y sont aussi nuisibles que les drogues du pharmacien ; plus nuisibles même, étant plus à la portée et plus tentantes. Comme les médicaments ordinaires, elles vieillissent les organes, paralysent les nerfs, usent les tissus; elles neutralisent l'effet des applications; elles empêchent la circulation de l'électricité étrangère. Si on les permettait, il faudrait tolérer tous les autres médicaments, tous sans exception, car eux aussi n'agissent pas autrement. L'arsenic se comporte comme les liqueurs fermentées, certaines peuplades s'en enivrent. L'opium agit comme le tabac, les Orientaux le fument. Le café a toutes les propriétés du quinquina, on le recommande contre les fièvres intermittentes. Les médecins le savent bien ; tous les excitants que je proscris ils les ordonnent, ils les considèrent comme des auxiliaires utiles, ils les font prendre malgré la répugnance des malades. Cela arrive tous les jours pour le vin, le café, le tabac, pour le vin surtout. A les en croire, pas de santé, pas de forces, pas de convalescence, sans vin généreux. Erreur profonde. On guérit plus vite, on est plus robuste, on se porte mieux buvant de l'eau. Qui veut s'en convaincre en fasse l'expérience sur lui-même. Après quelques jours de malaise, dû au changement d'habitudes, il se sentira plus alerte, plus dispos, plus vigoureux.

Mais, dit-on, quand le vin est bien naturel, quand il est pris avec modération, quand on le trempe, quand on ne le boit qu'en mangeant, il ne peut pas faire du mal. Si, si, il en fait. Moins que le vin pur, frelaté, pris à jeun ou avec excès, voilà tout. Pour la santé, l'eau pure est préférable au meilleur vin. Pour le goût, c'est autre chose; si le vin avait la saveur de l'huile de morue, on ne vanterait pas tant ses vertus.

Plusieurs personnes reconnaissent volontiers le mauvais effet des liqueurs, du vin, du café, du tabac, des épices; mais c'est plus fort qu'elles, elles ne peuvent s'en déshabituer. Quand elles l'essaient, c'est aussitôt un désir violent de prendre la chose défendue; elles résistent pendant quelques heures, pendant quelques jours, puis elles succombent. C'est ici qu'apparaît toute la puissance des applications électriques. Ce qui était impossible sans elles, elles le rendent faisable, facile même. L'électricité étrangère pénétrant dans le système nerveux le soutient; elle lui donne la force de vaincre son penchant. Après quelques jours on songe déjà moins à son vin, à son café, à son tabac; après quelques semaines on n'y pense plus. Si on en reprend alors, c'est sans plaisir, ou même avec dégoût.

Au moment où l'on change de système médical, où l'on quitte l'ancien pour le nouveau, on n'obtient pas toujours un soulagement immédiat; parfois même il y a du pire, pendant quelques heures, ou même quelques jours. C'est facile à comprendre. Les deux systèmes sont entièrement opposés; ils guérissent tous deux, mais en modifiant le malade en sens contraire. Employés l'un après l'autre, ils commencent par se neutraliser. Pendant les premiers temps, l'ancien système a déjà perdu son influence, le nouveau n'a pas encore montré la sienne. C'est un interrègne. Tiré à gauche, tiré à droite, le malade reste fixé dans son mal.

Quand une locomotive rebrousse chemin, elle reste un instant immobile, sans avancer ni reculer, bien que chauffée à toute vapeur. De même pour la guérison. Tentée par des moyens contraires, loin d'aller plus vite, elle s'arrête. Pour reprendre sa marche, il faut qu'un système ait vaincu l'autre.

Souvent je l'ai remarqué, plus un malade a suivi l'ancien système, plus il a usé de médecines et de médecins, plus il est réfractaire aux applications électriques. Chez lui les organes sont fatigués par les remèdes, ils se montrent rebelles à l'électricité. Vieillis artificiellement, ils ne veulent pas qu'on les rajeunisse. Bien plus avantageux les sujets vierges de tout traitement ; avec eux l'effet des applications ne manque jamais. Parfois instantané, souvent rapide, il est toujours certain. Ce sont étoffes neuves où l'on taille à plein drap, où les coutures tiennent bon. Mais les habitués de l'ancien système, les piliers de pharmacie, les sacs à drogues, quelle différence! Les traitez-vous, vos applications ne réussissent qu'à demi, comme à regret. Malgré tous les soins, leurs maladies traînent. A peine guéries, elles se reproduisent pour un rien. Ces malheureux ressemblent à des tissus usés, cédant aux moindres tractions, se déchirant à côté des reprises, à des guenilles, des guenilles tombant en loques!

Si l'ancien système nuit au nouveau, celui-ci ne reste pas en arrière. Une fois l'usage des médicaments interrompu, on ne peut plus les reprendre impunément. Loin de vous soulager comme autrefois, ils vous rendent plus malade. Veut-on retourner à ses anciennes habitudes, il faut détruire l'œuvre des applications, il faut redevenir le vieil homme. Véritable vase d'argile, le corps s'imprègne des substances qu'il absorbe : de poisons dans l'ancien système, d'électricité dans le nouveau. Les tissus se teignent à la couleur du système suivi ; celui-ci change-t-il, il faut d'abord déteindre le corps, puis lui redonner une nouvelle teinture.

Quand vous vous traitez, choisissez donc entre les deux systèmes : prenez l'ancien seul ou le nouveau seul, mais pas tous deux à la fois. En les combinant on croit réunir leurs effets heureux ; vaine espérance ! on ne combine que leur ennui.

Le malade ressemble à une charrette embourbée ; les remèdes, à des chevaux de renfort. Ces chevaux, on peut les atteler au limon ou à l'arrière. Tirée en avant, tirée à reculons, la charrette sort également bien du mauvais pas. Mais attachez vos chevaux des deux côtés à la fois, la moitié devant, la moitié derrière, vous aurez beau les fouetter, votre voiture engrave dans l'ornière. Trop heureux si elle ne se brise pas sous l'effort. Trop heureux si les deux attelages ne se séparent pas emportant chacun son morceau.

De même pour les systèmes médicaux : l'ancien guérit en poussant le malade en avant dans le chemin de la mort; le nouveau système guérit en retenant la vie sur sa pente. Employés ensemble, les deux systèmes se compensent. S'ils sont appliqués à force égale, ils ne produisent aucun effet; si à force inégale, le plus énergique l'emporte. Il guérit le malade à sa façon, mais mal, mais avec lenteur, mais moins bien que seul.

Choisissez donc votre système, et le choix fait, tenez-vous-y. L'inconstance ne vaut rien en médecine.

CHAPITRE X.

CONCLUSION.

En résumé, deux méthodes pour traiter les maladies, deux systèmes médicaux : l'ancien, le nouveau. L'ancien système use les organes, fatigue le corps, vieillit l'individu, abrège la vie. Le système nouveau fait tout l'opposé. Tonifiant les nerfs, fortifiant les muscles, rajeunissant les organes, il prolonge l'existence.

Dans les maladies graves, quand la mort est imminente ou certaine, suivez le nouveau système, seul il donne au malade ce qui lui manque : la vie. Seul il sauve ; seul il déjoue la mort ou du moins la retarde. L'ancien système a d'autres avantages : il soulage, il calme, il excite, il améliore les symptômes fâcheux, il guérit les maladies. Il ne guérit pas les malades, loin de là, il aide à les tuer. La mort n'était-elle que menaçante, il la rend assurée. Etait-elle assurée mais lointaine, il la rend immédiate.

Pauvres gens qui tenez à la vie, qui, pour la prolonger, bravez tous les ennuis, toutes les douleurs, tous les dégoûts, quelle erreur est la vôtre! Ce n'est pas votre guérison que vous buvez dans vos potions, c'est votre mort. Le médecin à qui vous demandez la vie, chaque jour il vous verse quelque poison dans les veines; chaque jour il vous dérobe une partie de votre existence. Pour obtenir un mieux passager, un soulagement temporaire, un succès momentané, il s'attaque à vos jours, il vous pousse dans le tombeau, et cela sans vous le dire; en vous cachant le nom, la nature, l'action de ses remèdes; en vous berçant d'espérances trompeuses.

Dans les maladies moins graves, quand la vie n'est pas menacée, quand la guérison est certaine, on peut employer les deux systèmes. Tous deux guérissent, mais pas également bien. Le nouveau est préférable. Avec lui, vie plus longue, maladies plus courtes et plus rares, convalescences plus heureuses, rechutes moins fréquentes, traitement simple, facile à suivre, sans douleur, sans danger, sans accidents.

Avec l'ancien système, la guérison s'obtient aussi, mais lentement. La convalescence s'établit, mais elle traîne. Elle est compromise pour un rien. Rarement elle s'achève sans rechute. Les remèdes sont douloureux, répugnants ou pour le moins désagréables. Difficiles à manier, ils produisent souvent des accidents, même entre les mains les plus adroites. Ce sont des maladies artificielles plus longues, plus tenaces, plus fâcheuses que le mal primitif. Dans tous les cas, ils détériorent la santé, donnent le germe d'affections nouvelles, favorisent le retour des anciennes, vieillissent avant l'âge et font mourir plus tôt.

Ce résultat, d'autres l'appellent guérison. Pour moi, je ne lui sais qu'un nom. C'est un homicide incomplet, il est vrai, pourtant réel. Mais, diront quelques philosophes blasés, quand on souffre, qu'on est incurable, la vie est toujours trop longue. Abrégeons-la par des excitants, par des poisons. La plus sûre guérison, c'est une mort douce. Le meilleur lit de repos, c'est le cercueil. Ce langage plaira à des stoïciens, mais je doute qu'il charme le gros du public. Avant tout, le malade veut vivre. On a beau lui prêcher les douceurs du suicide, il préfère souffrir plus longtemps et n'être enterré que plus tard. Le poison lui répugne singulièrement. Ils le savent bien, les vendeurs de drogues. Aussi, quelle adresse pour dissimuler leur marchandise, quels ingénieux subterfuges pour faire avaler leurs remèdes malfaisants. Leurs préparations ont toute espèce de noms, sauf le véritable. Quoi! vous croyez aux poisons, vous les trouvez utiles, vous les débitez sans remords, et quand il faut les nommer, le cœur vous manque? L'erreur se pardonne, non l'absence de franchise. Faites disparaître toutes ces dénominations pompeuses ou ridicules. Appelez vos médicaments par leurs vrais noms, quittez vos déguisements; mais vous n'osez pas.

Dans les maladies causées par des champignons ou des insectes, dans la teigne, la gale, les vers, l'ancien système est préférable au nouveau. En effet, pour guérir ces maladies, il faut détruire leur cause, il faut tuer les animaux ou les végétaux qui les entretiennent. Or, quand il s'agit de donner la mort, la médecine à poisons est évidemment supérieure. Greffés en parasites sur notre corps, les vers, les insectes, les champignons se rient des peintures électriques. Ils n'en reçoivent aucun mal. Ce qu'ils redoutent, c'est le soufre, c'est le mercure qui les tuent sans pitié.

Employez donc l'ancien système médical dans toutes les maladies vermineuses ou parasitaires. Un savant estimable, M. Raspail, pense que c'est le très-grand nombre. Selon lui, presque tous nos maux ont une cause animée, un ver, un insecte, une moisissure. C'est une erreur. Cela n'arrive peut-être pas une fois sur mille. Les vraies causes des maladies, c'est la chaleur, le froid, l'humidité, le manque d'air et de lumière, la malpropreté, le travail exagéré, les veilles prolongées, les chagrins domestiques, les affections morales tristes, les grossesses répétées, une nourriture malsaine ou insuffisante, les liqueurs, le vin, la bière, le cidre, le café, le thé, le chocolat, le tabac, les épices, les médicaments de toute espèce, les substances nuisibles employées dans les arts ou l'industrie, les venins des animaux, les effluves des marais, les virus et les miasmes des maladies contagieuses. Supprimez toutes ces causes morbides, sauf quelques galeux, quelques teigneux, quelques véreux, vous aurez guéri l'humanité.

Enfin dans les maladies chirugicales, les appli cations électriques sont d'un grand secours. Souvent elles rendent le chirurgien inutile. Elles guérissent les abcès sans bistouri, le croup sans trachéotomie, les fistules lacrymales sans canule, les rétrécissements sans bougies, les hydrocèles sans ponction, les tumeurs sans opération. Voilà-t-il pas toute la chirurgie supprimée ? Nullement. Il est des cas où seule elle peut guérir. Mais alors même on trouve dans le nouveau système un puissant auxilliaire. Faites judicieusement, les applications dissipent l'inflammation, préviennent le pus, poussent à la cicatrice. Quel avantage dans les luxations, les fractures, les plaies, la taille, la lithotritie, la cataracte, les amputations, etc. !

Le collodion pur est encore utile au chirurgien, mais à un autre titre. Collant parfaitement à la peau, il y fixe les fils, les rubans, les bandes. Il sert à réunir toute espèce de plaie. Avec lui, plus de sutures, plus d'aiguilles traversant les chairs, plus de sparadrap irritant la peau, plus d'épingles se vert-de-grisant dans les plaies.

Enfin le collodion simple ou camphré a un dernier usage. Il sert dans la carie dentaire. On en imbibe du coton qu'on tasse dans la dent malade. Aussitôt placé, le coton se solidifie. Il forme mastic. Il calme la douleur. C'est un plombage instantané. Cependant au bout de quelques jours, parfois de quelques heures, il se détache. Les douleurs recommencent alors. Mais rien de facile comme les calmer avec un nouveau pansement.

Tel est en abrégé mon système médical. J'ai fait tous mes efforts pour le rendre clair, pour le mettre à la portée de tous, même des moins savants. A mes yeux, son plus grand mérite, c'est de simplifier la médecine. Il la vulgarise. Il la fait tomber dans le domaine public. Désormais, qui voudra guérir des maladies le pourra sans études, sans travail.

Pour faire marcher une pendule nul besoin d'en connaître les rouages ni d'être soi-même horloger. Ayez la clef, et remontez de temps en temps le grand ressort, cela suffira.

De même la médecine. Pour la pratiquer, inutile d'apprendre tous les secrets du corps humain, ni tous les détails des maladies. Mais sachez faire des applications électriques. Mettez-en sur les parties souffrantes sans vous inquiéter du reste. Vous guérirez facilement les maladies les plus graves aussi bien que moi.

Pourquoi pas ? Mes applications sont aveugles dans leur procédé. Elles guérissent mécaniquement. Bien faites, chose toujours facile, peu leur importe œuvre d'un savant ou d'un ignorant. Elles ressemblent à ces orgues de Barbarie jouant toujours juste tournées par toutes les mains.

Si vous adoptez mon système, soignez-vous donc vous-même, car le vrai progrès en médecine c'est de supprimer le pharmacien d'abord, puis le médecin.

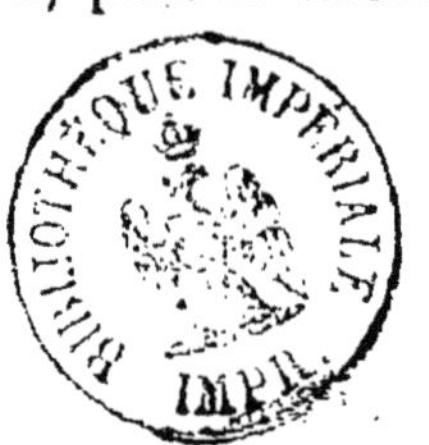

TABLE DES MATIÈRES.

—

Paris. — Typ. Gaittet, rue Gît-le-Cœur, 5 et 7.

PARIS. — TYP. GAITTET, RUE GIT-LE-COEUR, 7.

www.ingramcontent.com/pod-product-compliance
Ingram Content Group UK Ltd.
Pitfield, Milton Keynes, MK11 3LW, UK
UKHW021112200726
13857UKWH00003B/1206